AF396342

RECHERCHES

SUR LA

BRONCHITE MEMBRANEUSE PRIMITIVE

ÉTUDE PATHOGÉNIQUE

PAR

le docteur J. MAGNIAUX

ANCIEN INTERNE DES HÔPITAUX DE PARIS ET DE LA MATERNITÉ DE TENON

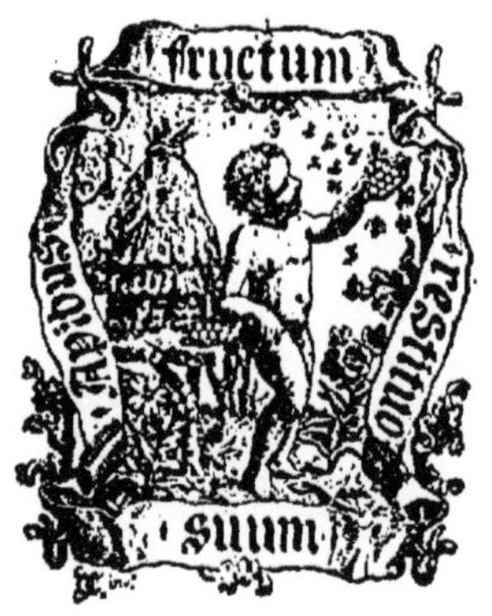

PARIS

SOCIÉTÉ D'ÉDITIONS SCIENTIFIQUES

PLACE DE L'ÉCOLE DE MÉDECINE

4, RUE ANTOINE-DUBOIS, 4

1895

RECHERCHES

SUR LA

BRONCHITE MEMBRANEUSE PRIMITIVE

ÉTUDE PATHOGÉNIQUE

PAR

le docteur **J. MAGNIAUX**

ANCIEN INTERNE DES HÔPITAUX DE PARIS ET DE LA MATERNITÉ DE TENON

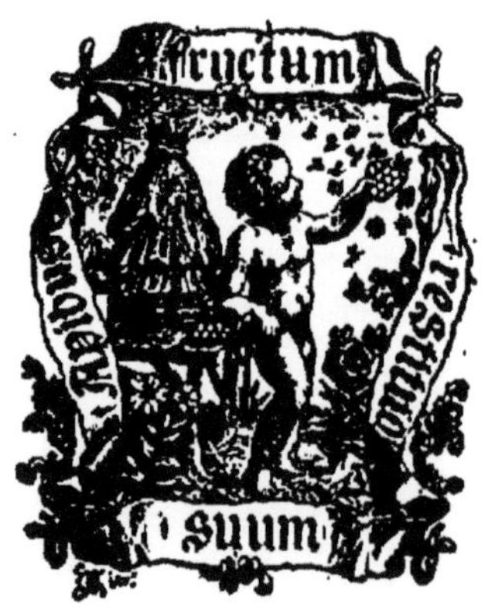

PARIS

SOCIÉTÉ D'ÉDITIONS SCIENTIFIQUES

PLACE DE L'ÉCOLE DE MÉDECINE

4, RUE ANTOINE-DUBOIS, 4

—

1895

A LA MÉMOIRE DE MON PÈRE :
LE DOCTEUR MAGNIAUX.

A MA MÉRE.

AVANT-PROPOS

Nous n'aurons en vue dans cette étude que la bronchite membraneuse primitive ; nous éliminons tous les cas qui résultent d'une extension aux bronches d'une lésion laryngée ou alvéolaire.

Nous nous occuperons exclusivement de la pathogénie de cette affection ; pour arriver à une conclusion, nous devrons nous appuyer sur trois ordres de faits empruntés à la clinique, à l'anatomie pathologique et surtout à la bactériologie.

Nous n'aurons pas la prétention d'avoir résolu en entier le problème si complexe de la pathogénie des bronchites membraneuses ; nous serons trop heureux si nos recherches faites dans un cas particulièrement favorable peuvent apporter quelque jour sur cette question.

Au moment de terminer nos études médicales, nous tenons à remercier nos maîtres dans les hôpitaux pour la bienveillance qu'ils nous ont toujours témoignée. Nous avons eu l'honneur d'être l'externe de M. Gourand, médecin à l'hôpital Cochin (1888-89) et du professeur Lannelongue, chirurgien à l'hôpital Trousseau (enfants malades), (1889-90) ; interne provisoire de M. Charpentier, médecin de l'hospice de

Bicêtre (1890-91) ; interne titulaire de M. Desnos, médecin à la Charité (1891-92) ; de M. Peyrot, chirurgien à Lariboisière (1892-93) ; de M. Champetier de Ribes, accoucheur à Tenon (1893-94) ; de M. Legroux, médecin à Trousseau (enfants malades), (1894) ; et de M. Gérin-Roze, médecin à Lariboisière (1895). Que tous ces maîtres veuillent bien accepter l'hommage de notre reconnaissance, ainsi que MM. Jalaguier, Bazy, Auvard, Legendre, Roger et Girode dont nous avons été aussi l'élève.

Que M. le professeur Landouzy, qui a bien voulu accepter la présidence de cette thèse, reçoive l'hommage de notre vive gratitude.

BRONCHITE MEMBRANEUSE PRIMITIVE

Synonymie : bronchite pseudo-membraneuse, bronchite fibrineuse

I. — HISTORIQUE

On trouve signalée dans les plus anciens auteurs l'existence de concrétions membraneuses des bronches. La première théorie sur la nature de ces concrétions fut émise par Galien ; elle régna jusqu'au XVIIᵉ siècle. Galien considérait ces fausses membranes comme des fragments de vaisseaux pulmonaires expectorés.

A la fin du XVIIᵉ siècle Lister écrit à Rob Clarke qui l'a prié d'examiner les fausses membranes expectorées par une de ses malades : « Les corps sont formés dans les dernières ramifications des bronches ; ils ne sont autre chose que l'humeur muqueuse des petites glandes, laquelle se durcit dans ces conduits où elle prend la forme qu'elle présente. » Cette nouvelle doctrine est adoptée par nombre d'auteurs, et un peu plus tard par l'Académie de chirurgie.

Avec Murray, paraît une troisième théorie. Cet

auteur rapporte l'observation d'un jeune homme ayant eu des attaques réitérées d'hémoptysie ; il pense que les fausses membranes ou excroissances polypeuses sont constituées par du sang épanché dans les bronches et qui y forme une gelée épaisse ; la partie liquide est résorbée, il ne reste que la partie fibrineuse qui se décolore progressivement et se moule dans les bronches de façon à en revêtir la forme. D'après Laënnec, il en est ainsi presque toujours, sauf dans les cas où la maladie est de même nature que la bronchite aiguë. « J'ai trouvé dernièrement, dit-il, dans la bronche gauche d'un phtisique, une concrétion. Cette concrétion m'a paru être évidemment le produit de la décomposition d'une masse de sang qui se sera arrêté dans la bronche gauche lors de quelques-unes des hémoptysies dont la malade avait été attaquée à plusieurs reprises. »

A cette même époque, certains auteurs allaient décrire différentes formes, isoler différents types dans les bronchites membraneuses regardées jusque-là comme une seule et même espèce morbide. Mais ces idées furent longues à s'implanter, à chaque instant on trouve toutes les variétés confondues à nouveau dans une même description, et Marfan a pu écrire avec raison que « sur ce point la confusion n'avait guère commencé à se dissiper que de nos jours ». Nous dirons rapidement comment s'établirent les différentes formes de bronchites membraneuses.

On isola d'abord la bronchite membraneuse diphtérique ; ce fut l'œuvre de Bretonneau, Trousseau ; puis de Peter, Millard ; aujourd'hui cette forme est bien connue ; elle résulte de l'extension du larynx aux ramifications bronchiques des membranes produites par le bacille de Lœffler. Dans quelques cas ce n'est pas la diphtérie, mais une autre affection telle que la rougeole, l'érysipèle, la variole, qui est en cause.

Nonat, au cours d'une épidémie de grippe en 1837, observe la présence de fausses membranes dans les ramifications bronchiques à l'autopsie de huit malades atteints de pneumonie ; Remak, en 1845, réitère cette observation ; ce sont surtout les travaux de Grancher sur la pneumonie massive qui ont bien fait connaître la bronchite membraneuse pneumonique. L'extension d'un exsudat fibrineux de l'alvéole aux ramifications bronchiques peut encore s'observer dans les bronchopneumonies, les splénopneumonies. Les fausses membranes semblent dans presque tous ces cas être produites par le microbe fibrinogène par excellence, le pneumocoque.

Nous croyons pouvoir rapprocher de ce groupe la broncho-alvéolite fibrineuse hémorrhagique décrite par Jaccoud, et à laquelle on peut rattacher un certain nombre d'observations : une de Chvosteck, une de von Starck, deux d'Artigalas, une de Fraentzel et trois de Jaccoud. Dans la première observation rapportée par cet auteur, et où il s'agissait d'un tuberculeux ayant d'abondantes hémoptysies, Netter trouva le pneumocoque dans les concrétions rejetées par le malade, l'exsudat membraniforme des bronches; il ne put le déceler dans l'exsudat alvéolaire.

Fraentzel a expliqué comment se produisaient ces fausses membranes: le sang provient des alvéoles; l'hémorrhagie amène un dépôt de fibrine, liquide d'abord, puis coagulé sur les parois bronchiques; le sang continue à s'épancher dans les moules fibrineux ainsi formés.

Dans tous ces cas, que les fausses membranes des bronches soient causées par le bacille de Lœffler ou par le pneumocoque, qu'elles résultent de la propagation aux bronches d'une lésion laryngée ou alvéolaire, la bronchite membraneuse est une affection secondaire sur laquelle nous n'insisterons pas. Mais elle peut être primitive, attaquer les bronches d'emblée; c'est la bronchite membraneuse primitive ou idiopathique, la seule dont nous aurons à nous occuper dans ce travail.

Un assez grand nombre d'observations en ont été publiées. La forme aiguë est une « espèce morbide encore très mal définie », dit Marfan dans le *Traité de Médecine*. La forme chronique, au contraire, a été bien exposée, dès 1876, dans la thèse de Lucas-Championnière. Mais si cette forme est devenue classique au point de vue clinique, elle est aussi mal connue que la précédente dans sa nature et ses causes.

Rilliet et Barthez se rattachent à l'opinion de Murray et de Laënnec sur la pathogénie de la bron-

chite membraneuse ; ils citent un cas où l'analogie
était frappante entre la nature de la fausse membrane et les caillots trouvés dans le cœur chez une
jeune fille qui avait eu, neuf mois avant sa mort, une
hémoptysie abondante, et, huit jours avant ce terme,
avait expectoré des fausses membranes.

Laboulbène distingue la forme aiguë qui se rap-
proche beaucoup du vrai croup bronchique diphtérique et la forme chronique. Dans le premier cas, les
malades rejettent des fausses membranes véritables
exsudées sur la muqueuse bronchique ; dans le
second cas, les malades rejettent « des concrétions
sanguines rouges ou décolorées. Les concrétions
résultent de la coagulation du sang épanché dans les
bronches à la suite d'hémorrhagies pulmonaires
suivies ou non d'hémoptysies ».

Gintrac reconnaît aussi deux causes à la bronchite
pseudo-membraneuse : un travail phlegmasique spé-
cial développé à l'intérieur des bronches, d'autre
part les hémorrhagies bronchiques.

Avec Rokitansky apparaît la théorie de l'inflammation étendue à tous les cas. Il les réunit en une
même famille sous le titre d'inflammation croupale
des voies respiratoires, en les distinguant de la phleg-
masie catarrhale dont le mucus est le produit.

Barth professe la même opinion: « Dans le système
muqueux, le produit pathologique, habituellement
constitué pour la plus grande proportion par la
sécrétion des follicules mucipares, est exhalé à la
surface libre sous forme de mucus fluide ou visqueux

facilement éliminé à l'extérieur (inflammations catar-
rhales), et ce n'est qu'exceptionnellement que le
produit phlegmasique, constitué ·en proportion
notable d'albumine et de fibrine concrescibles,
fourni plus particulièrement par les capillaires sanguins et déposé sous l'épithélium ou infiltré dans
ses mailles, s'étale sous forme de membrane adhé-
rente à la surface muqueuse. »

Lucas - Championnière regarde également les
fausses membranes comme le résultat d'une inflammation ; s'appuyant sur les examens histologiques
de Grancher, il oppose l'exsudat membraneux de la
bronchite chronique formé surtout de mucine, à
structure irrégulière, à contours comme tourmentés,
« résultat de moules glandulaires rejetés dans la
lumière bronchique et englobés par d'autres sécré-
tions muqueuses», à la fausse membrane diphtérique
formée de lames de fibrine déposées régulièrement à
la surface même de la muqueuse. La bronchite
pseudo-membraneuse serait constituée par une
inflammation des glandes. Mais quelle est la cause
de cette inflammation? Lucas-Championnière reconnaît une seule cause déterminante, le froid, « qui pro-
voque une bronchite dont la forme n'est déterminée
que par la prédisposition du sujet. » Après avoir
signalé la rareté de l'affection chez l'enfant et la
femme, il cite parmi les causes qui prédisposent à
cette maladie les affections broncho-pulmonaires
chroniques (emphysème, bronchite chronique, tuberculose) ; l'arthritisme. Dans un moins grand nombre

de cas, c'est au milieu d'une santé parfaite qu'éclaterait la maladie ; il faut alors rechercher chez les ascendants la bronchite pseudo-membraneuse, ou, à son défaut, les symptômes de quelque affection chronique des voies respiratoires ou les manifestations de l'arthritisme.

Depuis la thèse de Lucas-Championnière, il a été publié un bon nombre d'observations de bronchite membraneuse ; nous ne signalerons que les travaux où nous avons trouvé quelques renseignements sur l'étiologie et la pathogénie de cette affection.

F. de Havilland-Hall réfute l'opinion de Fuller, qui écrivait : « Cette maladie n'a aucune affinité avec le croup, mais est essentiellement une forme d'inflammation bronchique en relation probablement avec quelque diathèse particulière qui amène l'effusion d'albumine concrète et de matière fibrineuse »; pour lui, la bronchite pseudo-membraneuse est « une inflammation membraneuse de la muqueuse trachéale et bronchique, et conséquemment est comme analogue au vrai croup. »

Barron arrive aux mêmes conclusions, après avoir rapporté un cas de bronchite fibrineuse aiguë, suivi de mort et d'autopsie.

Mader a émis sur cette affection une théorie nouvelle ; il rapporte l'histoire d'une femme de 68 ans, atteinte de pemphigus des fosses nasales en même temps que des bulles apparaissaient sur le front, le tronc et les extrémités. Le pemphigus s'étend à la bouche, au pharynx, aux conjonctives, aux voies

respiratoires à la fin de 1878, et, en janvier 1879, la
malade crache des fausses membranes. L'auteur
suit le développement de l'affection sur les muqueuses accessibles à la vue ; il voit se former une
bulle qui s'affaisse et que remplace au bout de
quelques jours une plaque blanchâtre, fibrineuse.
Pour Mader, la bronchite pseudo-membraneuse ne
serait autre chose qu'un pemphigus des bronches.

Caussade a publié, en 1889, une observation intéressante chez un sujet sans aucun antécédent morbide héréditaire ou personnel. L'affection est survenue
en trois étapes : la première a eu lieu à l'âge de sept
ans, la dernière à seize ans, la troisième à vingt ans.
Cette dernière récidive est survenue sans qu'on puisse
incriminer le froid, ni aucune autre cause. L'examen
des fausses membranes et des crachats a été fait
avec soin ; l'histologie a démontré une structure
dans ces blocs membraneux analogue à celle du
caillot des anévrysmes. Des colorations faites avec
les méthodes d'Ehrlic , de Gram, de Weiggert n'ont
donné aucun résultat positif. C'est la première fois
que nous trouvons signalée cette recherche des bactéries dans les exsudats de bronchite pseudo-membraneuse ; l'observation suivante de Picchini est des
plus intéressantes à cet égard.

Le premier, Picchini rattache nettement la bronchite pseudo-membraneuse à la présence de microbes dans les voies aériennes. Il rapporte l'histoire de trois ouvriers qui travaillaient à une
tuilerie, se trouvaient dans une sorte de fosse

où ils respirèrent pendant plusieurs jours les émanations d'une fsose d'aisance et celle d'une eau
souillée par cette fosse. Ces individus étaient, aupavant, parfaitement sains. Ils furent à la fois pris
d'accidents cutanés consistant dans une sorte d'érythème infectieux et d'accidents pulmonaires. Malgré
la gravité des phénomènes, spécialement en un cas,
la maladie se termina par la guérison. Picchini fait
laver avec soin la bouche de ses patients, leur ordonne de tousser et reçoit les crachats contenant des
moules bronchiques dans des verres de montre
préalablement stérilisés. Il lave ces membranes dans
de l'eau stérilisée, les sème sur agar-agar et sur gélatine peptonisée. En se servant des méthodes habituelles d'ensemencement successif et d'inoculations
successives et multipliées, Picchini isola trois sortes
de bactéries : 1° des colonies d'un blanc de cire, ne
liquéfiant pas la gélatine et se développant assez
rapidement sur agar-agar dans l'étuve. Cette culture
présente des reliefs un peu irréguliers, des dentelures. Obtenue à l'état de pureté et portée sur de la
gélatine peptonisée, elle pousse à la température
ambiante, mais beaucoup plus lentement. A l'examen
microscopique, cocci parfaitement sphériques, d'un
diamètre de 1 μ 1/2 à 1/2 μ, presque toujours réunis
deux à deux, en diplocoques ; quelquefois ils paraissent former des amas ; mais à un examen attentif on
voyait que ces amas résultaient d'une réunion de
diplocoques. Les diplocoques manquent de capsule.
Ils se colorent d'une façon intense avec les couleurs

d'aniline, par la méthode de Gram. Picchini signale une seconde espèce de micrococci ne liquéfiant pas la gélatine et formant sur agar des colonies d'un gris rose ; une troisième espèce formée d'éléments plus gros. Des réensemencements sur agar-agar avec des cultures vieilles de deux mois ont parfaitement poussé ; mais les cultures ainsi obtenues n'étaient plus pathogènes.

Picchini, avec chacun de ces micro-organismes inocule des lapins dans la cavité pleurale, le péritoine, la trachée, sous la peau. Seules les inoculations intra-trachéales furent positives, et seulement avec les deux premiers microcoques. Mais il n'y eut que les inoculations faites avec le diplocoque à culture blanc de cire sur agar qui déterminèrent dans la trachée du lapin des lésions bronchiques ayant des analogies avec les lésions observées dans la bronchite pseudo-membraneuse. Ces lésions consistèrent en hémorrhagie dans les lumières bronchiques et formation d'un coagulum ; autres hémorrhagies périphériques qui refoulaient le premier coagulum vers le centre des bronches ; disparition de l'épithélium propre de la muqueuse bronchique, infiltration de la paroi par de petites cellules, dilatation évidente des vaisseaux, hémorrhagie autour de ces vaisseaux dans le tissu connectif, rupture et écartement des faisceaux conjonctifs. Picchini attribue ces lésions à une bronchite fibrino-hémorrhagique.

Model, en 1890, note la coexistence de la bronchite pseudo-membraneuse avec la tuberculose six fois sur sept. Il cite deux cas où l'on trouva des nodules tuberculeux dans la muqueuse bronchique, et trois cas où la bronchite pseudo-membraneuse suivit la perforation des bronches par des ganglions tuberculeux. Dans un autre cas les moules-bronchiques étaient spécialement riches en graisse et leur rejet s'accompagnait d'une expectoration ressemblant à du lait, et qui, par ses caractères physiques et chimiques avait la plus grande analogie avec le chyle ou la lymphe. Model suppose que dans ce cas il s'agissait d'une stagnation chronique de la lymphe dans la muqueuse bronchique ou d'un passage périodique de la lymphe ou du chyle dans les divisions bronchiques.

D'après le docteur Koch, la bronchite pseudo-membraneuse s'observe à tous les âges ; Hayn en aurait trouvé des traces dans un cadavre de nouveau-né ; dans l'étiologie, on ne relève ni syphilis, ni scrofule, ni rachitisme, mais l'anémie et la chlorose. Il a fait dans un cas l'examen microscopique des fausses membranes. De cet examen, il résulte que les moules bronchiques sont constitués par des couches disposées soit concentriquement, soit sans ordre ; que la masse principale est formée par une substance hyaline ; qu'on y trouve de nombreux leucocytes ; qu'il y existe également des bactéries, mais en des points déterminés, pas disséminées, mais réunies en tas ; qu'on doit les considérer, non comme des agents pathogènes, mais comme s'y trouvant fortuitement ; que ces bactéries ne sont ni des pneumocoques, ni des bacilles tuberculeux.

Le docteur Rohr passe en revue les divers états pathologiques qu'on a trouvés coexister avec la bronchite membraneuse. En tête se place la tuberculose, soit que la tuberculose, affaiblissant l'individu et en particulier l'épithélium bronchique, crée un terrain plus apte pour la bronchite pseudo-membraneuse ; soit qu'au contraire celle-ci préexiste à la tuberculose. Mais dans la moitié des cas au moins de bronchite pseudo-membraneuse, il n'y a pas de tuberculose. On a invoqué l'influence des affections organiques du cœur ; il se produirait une compensation plus troublée, laquelle est la cause d'une exsudation abondante dans les bronches, exsudation qui se moule ensuite sur les tuyaux bronchiques. On a voulu également trouver un lien entre la bronchite pseudo-membraneuse et les maladies cutanées : eczéma, herpès, pemphigus. A côte de ces cas où cette bronchite coexiste avec une autre affection, il existe un grand nombre d'autres cas aigus ou chroniques. Pour beaucoup, on peut invoquer une inflammation infectieuse quelconque ; certains ne relèvent d'aucune inflammation des bronches, et Rohr cite à l'appui de son dire le cas d'expectoration chyleuse rapporté par Model.

Aux causes de bronchite pseudo-membraneuse précédentes, le docteur Roque a ajouté la grippe.

Signalons aussi une observation de Bruhl, dans le service du professeur Debove. Il s'agit d'une jeune fille de dix-huit ans chloro-anémique, atteinte de

dysménorrhée membraneuse. Cette même observation inspire la thèse de Dejean.

Enfin, terminons par le travail de Voituriez, de
Lille. Pour lui « le moule fibrineux bronchique est
le produit d'une sécrétion particulière des glandes de
la muqueuse, le résultat d'une réaction spéciale des
cellules, à la suite d'une inflammation dont la cause
peut être banale. » Les individus d'une mauvaise
santé habituelle, malingres et chétifs, sujets à tousser,
y seraient prédisposés.

En résumé, après avoir créé, pour expliquer la production des fausses membranes dans les bronches,
nombre d'hypothèses plus ou moins ingénieuses, les
auteurs se sont arrêtés à deux théories : la théorie de
l'hémorrhagie bronchique, qui ne s'applique qu'à un
très petit nombre de cas, et la théorie de l'inflammation, la seule admise par la grande majorité des
auteurs. On incrimine d'abord le froid comme
l'unique cause déterminante de cette inflammation ;
plus tard, on y ajouta l'aspiration de vapeurs très
chaudes, de vapeurs irritantes. Mais ces agents ne
faisaient que provoquer une bronchite ; celle-ci était
membraneuse à cause de la constitution du sujet,
tousseur habituel, arthritique, anémique ou tuberculeux. Or, si l'on examine les faits sans parti-pris,
on voit que de tels individus sont prédisposés aux
bronchites en général ; que, si on rencontre quelquefois chez eux la bronchite membraneuse, c'est
qu'on y trouve très souvent toutes les autres formes
de bronchite ; et qu'enfin l'affection qui nous occupe

peut survenir chez des sujets indemnes de toute diathèse. Ainsi, la constitution du sujet ne saurait
expliquer comment une bronchite devient membraneuse.

Cependant, avec les doctrines de Pasteur et de ses
élèves, les phlegmasies bronchiques avaient été rat-
tachées à la présence de microbes dans les voies
aériennes ; le froid et les autres agents irritants ne
sont plus que des causes occasionnelles « lésant
l'arbre bronchique dans sa résistance épithéliale ou
lymphatique, de sorte qu'il ne peut plus opposer à
l'infection une défense suffisante et que les microbes
viennent s'installer et se cultiver à sa surface »
(Claisse).

Mais pourquoi ces microbes produisent-ils ici des
fausses membranes au lieu de la sécrétion muco-
purulente habituelle dans les bronchites ? Seraient-
ils différents de ceux qu'on rencontre ordinairement
dans les bronches malades. Une seule fois, nous
l'avons vu, des recherches bactériologiques ont été
faites qui ont donné un résultat positif. Nous avons
résumé plus haut l'observation de Picchini. Il est
regrettable que l'auteur ne soit pas arrivé à déterminer nettement à quelle espèce de cocci appartenait
ce diplocoque non encapsulé, se laissant colorer par
la méthode de Gram, produisant des lésions seulement dans les inoculations intra-trachéales,
donnant des cultures abondantes sur agar-agar à
une température de 36°, très vivace, puisqu'on
pouvait faire des réensemencements avec une culture

vieille de deux mois. En dehors de cette observation incomplète, comme nous venons de le voir, il n'y a sur l'étiologie et la pathogénie de la bronchite pseudo-membraneuse que des hypothèses; on les a modifiées avec les époques, adaptées aux doctrines en faveur; mais elles n'ont été contrôlées ni par une observation exacte des phénomènes, ni par l'expérimentation.

II. — ÉTUDE CLINIQUE

———

Nous ne croyons pas nécessaire de faire ici l'analyse des symptômes de la bronchite membraneuse
primitive ; qui sont parfaitements décrits et connus.
Nous nous contenterons de donner l'observation suivante qui est un type de cette affection :

Le nommé Charles B..., âgé de 11 ans 1/2, est entré à
l'hôpital Trousseau, le 26 avril 1894.

Le père et la mère, ainsi qu'un frère âgé de 9 ans,
jouissent d'une bonne santé ; cinq autres, frères ou sœurs,
sont morts en bas âge.

Notre malade a été nourri au sein jusqu'à l'âge de
18 mois ; il a eu la rougeole à 6 ans, une bronchite en
1890, une autre en 1891.

L'affection actuelle a débuté il y a quinze jours, par un
simple rhume. L'enfant raconte qu'il toussait beaucoup ;
que lorsqu'il faisait un effort ou marchait un peu vite, il
était gêné pour respirer ; enfin, que six jours avant son
entrée à l'hôpital, il commença à cracher des « peaux
blanches », ce qui le soulageait. La mère voit une de ces
membranes, la porte chez un pharmacien, qui lui conseille
d'amener l'enfant à l'hôpital. On l'y reçoit le 26 avril, et
on l'isole quelques jours au pavillon des douteux, en atten-
dant que l'examen bactériologique de la fausse membrane
apportée par la mère eût démontré qu'il ne s'agissait pas
de diphtérie.

Le 27 avril, l'enfant est pris le matin de dyspnée ; puis survient une violente quinte de toux, bientôt suivie de l'expulsion d'un paquet de fausses membranes légèrement teintées de sang. Après quoi, il se trouve soulagé et ne tousse plus de la journée.

M. le docteur Legendre l'examine à la visite du matin. Cet enfant présente l'aspect d'un scrofuleux, la face pâle et comme bouffie, le nez épaté, les grosses lèvres. Le thorax est étroit. Rien de notable à la percussion. On entend, en arrière, quelques râles sonores et dans les deux tiers inférieurs des râles sous-crépitants plus nombreux à droite. Pas d'albumine dans les urines.

Le 28 avril, au matin, nouvelle crise de dyspnée, avec toux quinteuse et expectoration de membranes.

Le 29 avril, deux crises semblables dans la matinée : l'une à sept heures et l'autre à onze. Le même jour, on trouve modifiés les signes physiques fournis par l'examen des poumons : rhonchus en avant ; en arrière et à la base du côté droit, submatité, obscurité de la respiration et diminution des vibrations thoraciques.

Le 1er mai, à une heure de l'après-midi, l'enfant est pris à nouveau de dyspnée, qui persiste jusqu'à la nuit. Le nombre des respirations s'élève à 60 par minute ; notre malade, assis sur son lit, fait de violents efforts pour faire pénétrer l'air dans sa poitrine. Matité et absence de murmure respiratoire dans la moitié inférieure du poumon droit. La température rectale, jusque-là de 37°, monte à 38°6. Une dose d'un gramme d'ipéca n'amène l'expulsion d'aucune membrane ; une application de ventouses sèches et des inhalations de vapeur d'eau apportent le soir un peu de soulagement.

Le lendemain, la toux devient plus fréquente et l'expectoration muco-purulente, verdâtre. Les recherches bactériologiques, l'ensemble des signes physiques et fonctionnels permettent de faire un diagnostic précis ; il s'agit de bronchite membraneuse primitive. L'enfant est transporté à la salle Barié.

Le 3 mai, la température monte le soir à 40°2, pour retomber le matin à 38°6. Ces grandes oscillations thermiques à maximum vespéral (39°-40°) et minimum matutinal (38°-37°) persisteront pendant toute la durée de l'affection, de même que les sueurs abondantes qui couvrent le malade dès qu'il s'endort. Il a peu d'appétit, se nourrit de potage et de lait. Il est somnolent, ne joue pas dans son lit comme les autres enfants. Depuis plusieurs jours, il se plaignait de mal à la gorge ; il offre en ce moment sur la voûte et le voile du palais une éruption de points blanc jaunâtre, entourés d'un cercle rouge, des aphtes. Epistaxis fréquentes le matin. Sous le sterno-mastoïdien, de chaque côté, notre malade présente une chaîne de ganglions du volume d'une noix, descendant de l'angle de la mâchoire à l'os hyoïde et se prolongeant en arrière vers la nuque par une série de ganglions plus petits ; dans l'aisselle droite, un gros paquet ganglionnaire. Les ganglions sont mobiles sous la peau et sur les parties profondes, ne sont pas adhérents les uns aux autres. Ils étaient déjà un peu gros lors de l'entrée à l'hôpital de notre malade. A l'examen de l'abdomen, on trouve le ventre un peu ballonné, un développement exagéré de la circulation veineuse sous-cutanée. La région épigastrique est saillante et douloureuse à la pression. Le foie est délimité au palper et à la percussion ; son bord inférieur déborde le rebord costal de trois centimètres au niveau de la ligne axillaire, et de trois centimètres et demi sur la ligne mamelonnaire. Au palper, on sent la rate au dessous des fausses côtes.

9 mai. Rejet de membranes sans crise de dyspnée et presque sans quinte de toux, une première fois, le matin à dix heures, et une seconde fois, dans la soirée, en même temps qu'un peu de sang.

Les jours suivants, toux fréquente, quinteuse. Un peu de dyspnée le soir. Chaque jour l'enfant rejette des fausses membranes en une ou deux fois. En même temps, les crachats séro-purulents deviennent plus abondants ; ils prennent l'aspect nummulaire. La matité et le silence respiratoire au niveau de la base droite diminuent considérablement. On entend des râles sibilants et sous-crépitants dans toute la hauteur du poumon droit en arrière ; en avant, dans la partie inférieure du poumon gauche. L'enfant n'est plus affaissé, somnolent comme les premiers jours ; il s'amuse, se sent mieux portant. Il mange un degré. La température reste élevée le soir.

Du 17 au 20 mai, notre malade est plus souffrant. Matité et affaiblissement du murmure respiratoire très marqués au niveau des deux tiers inférieurs du poumon droit en arrière ; foyer de râles sous-crépitants et bronchophonie au niveau de la fosse sous-épineuse du même côté. Autre foyer de râles sous-crépitants, gros à la partie inférieure et antérieure du poumon gauche. L'enfant n'expectore pas de fausses membranes, mais une assez grande quantité de crachats séro-purulents. La respiration est gênée ; la face est livide, les extrémités froides. Le ventre a augmenté de volume ; les veines sous-cutanées sont plus apparentes. Il y a de l'œdème de la paroi abdominale, des bourses, des jambes. Pas d'albuminurie.

Ces phénomènes ne persistent pas longtemps. Huit jours plus tard on ne retrouve plus l'œdème qu'au niveau des parties déclives : les lombes et les bourses. Le ventre est encore gros, mais tolère mieux le palper. La rate, très volumineuse, déborde les fausses côtes de trois travers de doigt. A deux centimètres plus bas, on sent une masse assez volumineuse, ayant le volume du poing d'un enfant, un peu mobile dans l'abdomen, séparée de la rate par un large sillon et s'étendant jusqu'à la fosse iliaque droite. Cette masse est plus nettement perçue, à mesure que l'œdème disparaît et qu'elle-même continue à s'accroître ; elle est formée par un amas ganglionnaire. Signalons aussi l'énorme accroissement des ganglions de l'aisselle droite, qui forment maintenant une masse considérable, du volume du poing d'un adulte et ont comblé le creux sous-claviculaire. Les ganglions de l'aisselle gauche ont également augmenté de volume. Le développement inaccoutumé des ganglions lymphatiques fait songer à une lymphadénie possible. On compte les globules une première fois, le 7 juin, une seconde fois, le 4 juillet, une troisième fois, le 19 juillet. Il n'y a pas augmentation du chiffre des globules blancs; on trouve 4.960.000 globules rouges. L'oppression a disparu. L'enfant peut se lever, jouer un peu dans la cour, sans être essoufflé. Le 12 juin, il a eu une hémoptysie assez abondante; il remplit de sang les deux tiers d'un verre, et les deux jours suivants ses crachats sont mêlés d'un peu de sang. Le 16 du même mois, l'enfant qui ne crachait plus de membranes depuis le 30 mai, expulse une membrane de trois centimètres de longueur seulement et peu ramifiée, une autre semblable le 18 juillet, puis le 26 juillet, et enfin, à deux reprises dans la journée du 27 juillet. L'expectoration séro-purulente a diminué peu à peu d'abondance, et, au début du mois de juillet, il n'y a plus d'expectoration. La toux a en même temps diminué d'intensité et de fréquence. Les signes que nous avions constatés au niveau des deux tiers inférieurs du poumon droit, en arrière, se sont effacés peu à peu. Pendant les mois de juin et de juillet, on perçoit dans toute la poitrine des râles sibilants auxquels s'ajoutent par instants des foyers de râles sous-crépitants plus ou moins fins et plus ou moins durables. Ces phénomènes n'ont rien de fixe, sont quelquefois très marqués; d'autres jours, on n'entend à l'auscultation aucun bruit anormal. Néanmoins, à la fin de juillet, au niveau de la fosse sus-épineuse droite, on observe constamment un peu de submatité, une respiration faible et rude. L'état général de l'enfant s'est considérablement amélioré. Un léger état fébrile persiste; à dater du 6 juin, les températures du soir varient de 39 à 38° et celles du matin oscillent entre 38° et 37°. Notre malade a bon appétit, mange quatre degrés. Il augmente de poids. Le 6 juin, il pèse 27 kilogrammes 980; le 7 juillet, 30 kilogs; le 16, 31 kilogs; le 24, 32 kilogs. Il est levé toute la journée, passe son temps à lire ou à jouer dans la cour avec les autres enfants. Les parents le regardent comme guéri et veulent l'emmener.

Le 9 août, l'enfant ne descend pas jouer comme à l'ordinaire ; il se plaint d'être souffrant, reste toute la journée au lit qu'il ne doit plus quitter.

Le 10, surviennent des vomissements qui persistent les jours suivants malgré le traitement. L'enfant n'absorbe qu'un peu de lait, qu'il rend bientôt, en même temps que du mucus. Il devient triste, pleure, craint de mourir. Il est envahi par une sorte de stupeur. Le regard est fixe, comme figé, étranger aux choses extérieures. Le malade ne répond pas aux questions qu'on lui pose. Le pouls est irrégulier. On diagnostique une méningite tuberculeuse.

Le 17, l'hébétude persiste. Anesthésie presque complète. Le pouls est rapide ; on compte 136 pulsations. La température monte le soir à 39°.

Le 18, il y a un peu d'accalmie. On peut tirer le malade de sa torpeur. Il reconnaît les personnes qui lui parlent, répond aux questions qu'on lui pose, se plaint de céphalalgie. Il ne vomit plus, boit facilement son lait. La température s'élève le soir à 39°4 ; il y a 144 pulsations.

Le 19, à quatre heures du matin, surviennent des contractures des membres, de la dysphagie. L'enfant n'absorbe plus rien. Il ne reconnaît plus personne, ne dit plus une parole ; il meurt dans le coma à dix heures.

Dans cette observation, de même que dans un grand nombre de celles qui ont été publiées avec quelques détails, nous trouvons deux ordres de phénomènes : 1° des phénomènes d'oblitération des bronches, produits ici par les moules fibrineux ; 2° des phénomènes d'intoxication démontrés par la purulence des crachats, la fièvre, l'amaigrissement, le mauvais état général, les lésions du foie, de la rate et des ganglions lymphatiques. C'est qu'en somme, les bronchites membraneuses ne font la plupart du temps que réaliser cliniquement, de même que les autres variétés de bronchite, les infections bronchiques expérimentales que Claisse a obtenues en injectant des cultures microbiennes dans une bronche lésée par un corps étranger.

1º Autopsie.

Il y a peu d'autopsies de bronchite membraneuse. On a signalé la tuméfaction et la rougeur de la muqueuse bronchique ; l'absence d'épithélium ; l'œdème de la sous-muqueuse.

Dans notre cas, l'autopsie a été pratiquée, le 29 août en présence du docteur Legendre. On a trouvé les lésions suivantes :

Cerveau. — Congestion énorme des méninges dans tous les points ; longs foyers d'exsudation gélatiniforme et d'œdème. Au niveau des régions rolandiques, surtout à droite, plaques fibrino-purulentes, plus fibrineuses que purulentes ; au même niveau et des deux côtés, semis de granulations tuberculeuses sur le trajet des vaisseaux. Au dessous des plaques de la région rolandique droite la substance cérébrale est ramollie ; sur une coupe on trouve un foyer de teinte légèrement jaunâtre avec piqueté hémorrhagique très accentué. Pas de sérosité dans les ventricules.

Cavité thoracique. — A l'ouverture du thorax on

trouve le poumon droit fortement adhérent à la paroi costale ; il y a symphyse pleurale droite totale. A gauche, il n'y a pas d'adhérences. La trachée, les bronches, les hiles des poumons sont enveloppés par une masse volumineuse formée par le développement considérable des ganglions pré-trachéo-bronchiques, inter-trachéo-bronchiques et bronchiques. Les ganglions ne sont pas soudés ensemble ; ils sont légèrement mobiles les uns sur les autres, ont le volume d'une noix. A la coupe d'un de ces ganglions, tissu jaunâtre, de consistance lardacée, plutôt sec.

Au sommet du poumon gauche existent quelques tubercules discrets sous forme de nodules péri-bronchiques. Dans le reste du poumon congestion intense.

Au sommet du poumon droit on aperçoit également quelques nodules péri-bronchiques disséminés, pas de tubercule massif.

Le cœur est en systole, ne présente pas de lésions.

Abdomen. — A l'ouverture de l'abdomen on trouve le foie très volumineux, recouvrant les autres organes ; il déborde de 11 centimètres l'extrémité de l'appendice syphoïde, de 9 centimètres le rebord inférieur des fausses côtes. Il pèse 1.200 grammes. A sa surface, taches jaunâtres disséminées. La coupe est un peu grasse et donne l'aspect du foie muscade. Au niveau du hile, nombreux ganglions gros comme une noix ou une noisette.

Le foie enlevé, on remarque que le péritoine viscéral et pariétal est criblé de petites granulations tuberculeuses; même aspect sur la face pleurale du diaphragme.

La rate a un diamètre vertical de 13 centimètres et un diamètre transversal de 9 centimètres. A sa surface, semis de petites granulations tuberculeuses. A la coupe, on trouve deux tubercules caséeux de la grosseur d'un pois.

Les ganglions du hile sont fortement tuméfiés ainsi que ceux du bord supérieur du pancréas. Le dernier organe paraît sain.

Les ganglions mésentériques forment une masse considérable du volume du poing d'un adulte. Les ganglions au nombre de huit, sont mobiles, les uns sur les autres; on peut les détacher facilement de la masse commune.

Ils sont rénitents. A la coupe, ils n'ont pas l'aspect blanc jaunâtre des ganglions du médiastin; ils sont rougeâtres, ressemblent plutôt à du tissu sarcomateux qu'à des ganglions tuberculeux.

Les reins se décortiquent facilement; à la coupe ils paraissent congestionnés, lie de vin.

La muqueuse vésicale est légèrement congestionnée.

Il en est de même de la muqueuse de l'estomac. Sur la muqueuse de l'intestin grêle, semis abondant de granulations tuberculeux. A l'œil nu, on ne constate pas de granulations sur la muqueuse du gros intestin qui paraît seulement congestionné.

Examens histologiques. — Notre collègue Marie a fait des coupes des ganglions du médiastin. On y a trouvé de nombreux lymphocytes, c'est-à dire de petites cellules ganglionnaires avec noyau occupant toute la cellule ; pas de macrophages, c'est-à-dire de cellules polynucléaires ou de cellules à petit noyau avec beaucoup de protoplasma.

Sur des coupes de la trachée, et des bronches, pas trace d'épithélium, la muqueuse est infiltrée d'une grande quantité de leucocytes.

2° EXAMEN DES MEMBRANES.

Elles ont été décrites par tous les auteurs, paraissent se développer à partir des troisièmes ou quatrièmes subdivisions bronchiques jusque dans les plus petites ramifications. Elles peuvent être rejetées en très petits fragments ou en tiges cylindriques de longueur variable. Les tiges sont creuses ou pleines.

Diverses opinions ont été émises sur leur nature histologique. Grancher les a trouvées « constituées par une substance demi-transparente, très finement grenue, contenant çà et là avec quelques leucocytes, des goutelettes fines de mucine et des tractus de la même substance ». (Th. Lucas-Championnière).

Caussade (observation déjà citée) décrit ces membranes comme formées surtout de fibrine. Dans ces blocs membraneux, il trouve une structure analogue à celle du caillot des anévrysmes ; il trouve en outre que la syntonine entre dans leur composition.

Dans notre cas, le malade a expectoré une grande quantité de fausses membranes. Quelquefois rosées au moment de l'expulsion, elles sont blanches après avoir été agitées dans un peu d'eau. Leur longueur varie de 3 à 7 centimètres, leur surface est irrégulière. Elles se composent généralement d'une tige, d'un volume supérieur à celui d'une plume d'oie, se divisant bientôt en tiges secondaires, lesquels se subdivisent ensuite un grand nombre de fois en ramifications de plus en plus fines et de plus en plus ténues, de façon à former un véritable chevelu. Nous avons toujours trouvé ces tiges pleines. Les membranes sont élastiques.

Elles séjournent dans l'eau sans qu'il se produise de gonflement ; elles se conservent indéfiniment dans l'alcool.

Sur des coupes elles paraissent constituées par de la fibrine disposée en travées irrégulièrement superposées ; au milieu de ces travées on voit des globules blancs dans des sortes de loges ou accolés aux lames de fibrine. On y trouve aussi quelques cellules épithéliales.

IV. — RECHERCHES BACTÉRIOLOGIQUES

Nous avons vu qu'à part le travail de Picchini, il n'y avait rien sur l'examen bactériologique de la bronchite membraneuse

Nos recherches ont porté : 1° sur les membranes expulsées par notre malade ; 2° sur ses crachats ; 3° sur le sang et des fragments de différents organes.

1° Examen des membranes.

Nous avons appliqué à ces fausses membranes trois ordres de recherches : l'examen microscopique, l'ensemencement sur divers milieux, l'inoculation aux animaux des fausses membranes et des bactéries isolées dans les cultures. Nous croyons utile de faire précéder l'exposé des résultats acquis par chacun de ces procédés de la technique que nous avons suivie :

Façon de recueillir les fausses membranes. — Lorsque l'enfant expectorait une fausse membrane, celle-ci était saisie avec des pinces préalablement flambées, agitée quelques instants dans de l'eau bouillie, puis portée dans un flacon contenant de l'eau stérilisée à l'autoclave.

Examens microscopiques. — A l'aide de deux pinces flambées, on arrache un petit lambeau de fausse membrane, en frotte une ou plusieurs lamelles ; d'autres fois on écrase ce petit lambeau entre deux lamelles. Après friction, on colore au bleu de Lœfler, au violet de gentiane ; quelquefois au violet de gentiane aniliné, après avoir trempé la lamelle une minute dans une solution d'acide acétique à 1 p. 100 et laissé sécher au courant d'air suivant le procédé de Friedlander. Le plus généralement nous avons employé la méthode de Gram, coloré les lamelles au violet de gentiane aniline, fixé par la solution iodo-iodurée, décoloré par l'alcool absolu, rincé rapidement, laissé sécher et monté au baume. Quelquefois nous avons remplacé l'alcool absolu par l'huile d'aniline suivant le procédé de Weigert. Enfin recherchant dans ces membranes la présence du bacille tuberculeux, nous avons souvent employé le procédé de Ziehl, versé sur la lamelle un peu de fuchsine de Ziehl, chauffé à la petite flamme d'un bec Bunsen jusqu'à dégagement de vapeurs que nous laissions se faire quelques instants, décoloré avec deux gouttes d'une solution d'acide nitrique au tiers, lavé largement dans l'eau ; d'ordinaire nous colorions le fond de la préparation au bleu de Lœffler. Pour nous mettre à l'abri des causes d'erreur pouvant tenir au manuel opératoire ou à la qualité des réactifs, nous avons eu soin à plusieurs reprises de soumettre à l'action de notre solution de Gram des membranes diphtériques, de notre solution de Ziehl des crachats de tuberculeux avérés ; les résultats positifs acquis dans ces circonstances confirmèrent la valeur des résultats négatifs que nous observions chez notre malade. Enfin MM. Veillon et Marie ont bien voulu faire des coupes de ces membranes qu'ils ont colorées au bleu de toluidine, d'après la méthode de Gram et celle de Ziehl, leurs résultats ont été identiques aux nôtres qu'il nous faut maintenant exposer.

L'examen du frottis de membranes sans aucune coloration nous a montré la présence de petits bacilles immobiles. Sur nos préparations au violet de gentiane voici ce que nous avons observé : des bacilles assez gros, courts, à extrémités arrondies, quelquefois isolés, d'autres fois réunis bout à bout. Le plus généralement ils sont groupés par deux (diplo-bacille); ils peuvent s'associer en plus grand nombre de façon à former une sorte de chaînette. Les bacilles présentent une coloration uniforme ; quelques-uns sont clairs au centre avec les bords et les extrémités colorés. Autour de ces petits bacilles existe souvent une coque, qui tranche par sa coloration moins foncée sur la couleur du bacille et le fond de la préparation. Cette capsule a la forme du bacille qu'elle entoure, une épaisseur égale au double ou au triple de ce dernier. Dans son intérieur, on peut rencontrer un seul bacille, ou deux bacilles associés, ou une chaînette de bacilles. Sur un grand nombre d'éléments les capsules n'étaient pas nettement visibles, ou faisaient même complètement défaut. Les bacilles sont extrêmement nombreux ; en certains points, les préparations en sont véritablement farcies. Sur quelques lamelles, à côté des bacilles, apparaissent en nombre. beaucoup moins considérable des éléments ayant l'aspect ovalaire ; quelques-uns, presque complètement arrondis, ressemblent à de véritables microcoques. Ces éléments sont généralement réunis par groupes de deux, quelquefois ils forment des chaînettes, ils peuvent être isolés. Enfin, plus rarement encore, à côté des diplo-bacilles nous avons vu des éléments plus fins, plus allongés, ayant la forme de filaments. Nous reviendrons plus tard sur la signification de ces éléments ; mais disons de suite ce fait très important, à savoir que, dans nos examens réitérés un grand nombre de fois, jamais aucun de ces éléments, bacille, coccus ou filament, n'a pris le Gram ; jamais aucun de ces éléments ne s'est laissé colorer par la méthode de Ziehl.

Ensemencements. — On prélevait à l'aide d'un fil de platine de petites parcelles de fausses membranes, et on les ensemençait dans du bouillon, sur gélatine par piqûre et par strie, sur gélose, sur pomme de terre et sur sérum. Pour tâcher de dissocier les espèces microbiennes, on ensemencerait en strie plusieurs tubes de gélose avec une même aiguille de platine trempée seulement dans l'eau stérilisée ou le bouillon où l'on avait délayé un lambeau de fausse membrane; d'autre part on faisait fondre un tube de gélatine, y versait un peu de cette eau ou de ce bouillon et on coulait la gélatine dans une boîte de Petri, on procédait de même avec la gélose. Les cultures sur bouillon, sérum, gélose et pomme de terre étaient placées dans une étuve à 35°.

Le jour qui suit l'ensemencement, le bouillon est trouble ; le lendemain, il devient de plus en plus trouble et il se fait au fond du tube un dépôt blanc jaunâtre, crémeux, qui augmente les jours suivants, en même temps que se dépose à la partie supérieure une pellicule blanchâtre. Au bout d'un mois environ, le bouillon se clarifie légèrement ; au fond du tube, le dépôt est devenu plus abondant et le voile de la surface plus épais ; il suffit d'agiter le tube pour voir le bouillon se troubler comme aux premiers jours et le dépôt disparaître.

Les membranes ont été semées sur gélatine, par piqûre, et par strie à la surface des tubes inclinés. Après une piqûre, on voit, dès le lendemain, dans la strie d'inoculation, quelques petits grains blanchâtres, plus nombreux généralement à la surface. Les grains se multiplient ; à la surface, au point précis où a pénétré le fil de platine, se forme une tache blanchâtre. Presque immédiatement cette tache est surélevée à la surface de la gélatine ; elle augmente d'épaisseur de jour en jour ; bientôt elle forme une saillie hémisphérique d'un blanc de porcelaine, les petits points blanc jaunâtre agglomérés marquent dans le tube de gélatine la trace de l'aiguille qui va en s'effilant en pointe de la surface vers la profondeur. Au bout d'une dizaine de jours, nous avons ainsi la culture en clou ; nous avons vu cette forme caractéristique persister plus d'un mois. Plus tard, la saillie s'affaisse, s'étale à la surface de la gélatine ; elle forme de nouveau une simple tache. La gélatine n'est jamais liquéfiée. A la surface des tubes de gélatine inclinés, les ensemencements ont donné une masse blanche, épaisse, porcelanée.

Sur les tubes de gélose, en vingt-quatre heures, les colonies se sont développées sous forme d'une strie blanchâtre, qui va s'étendre les jours suivants et recouvrir toute la superficie. Cette culture est très riche, blanc jaunâtre, épaisse, humide, crémeuse ; elle est souvent dentelée sur les bords.

C'est également au bout de vingt-quatre heures que les ensemencements de fausses membranes sur pomme de terre donnaient lieu à des masses visqueuses, grisâtres, qui se développaient les jours suivants et formaient une culture épaisse et humide à la surface de la pomme de terre. Cette culture s'accompagnait du développement de bulles gazeuses.

L'ensemencement des fausses membranes sur sérum donne une culture analogue à la culture sur gélose, mais beaucoup moins riche, moins épaisse, moins nette.

On obtient des cultures très riches sur les plaques de gélatine. Celles-ci sont bientôt parsemées de petits points arrondis, à contours nets, saillants, d'un blanc de porcelaine. Quelques colonies se sont creusé une sorte de dépression, de logette à la surface de la gélatine.

Sur les plaques de gélose les cultures sont petites, blanc jaunâtre, saillantes.

Ajoutons que toutes ces cultures avaient une odeur légèrement fétide, analogue à l'odeur des cultures de bacterium coli.

En résumé, l'ensemencement des membranes sur les différents milieux nous a donné des cultures constantes pour chaque milieu, se développant rapidement et conservant très longtemps leur vitalité. L'examen microscopique de ces cultures faites dans des conditions et des milieux différents nous a montré partout et toujours la présence d'une seule bactérie, celle que nous avons décrite plus haut, offrant les mêmes réactions à l'égard des matières colorantes. Nous n'avons à signaler que quelques variations de forme : d'abord la disparition de la capsule, en second lieu la rareté moins grande des bacilles à centre clair, enfin la fréquence plus grande des formes ovalaires ou arrondies se rapprochant des cocci.

Inoculations. — Dans les inoculations faites à différents animaux nous avons eu en vue trois ordres de preuves : 1° achever de déterminer, par l'étude de son action sur l'animal, la bactérie dont les examens microscopiques et les cultures nous avaient déjà fait connaître nombre de caractères, démontrer que toutes les différentes formes entrevues appartenaient bien à une même espèce. 2° on pouvait nous objecter que cette bactérie nettement déterminée, n'était pas la véritable cause des fausses membranes ; que cette cause était une autre bactérie qui n'avait pu pousser sur nos milieux de culture, soit parce qu'ils ne lui convenaient pas, soit parce que sa culture plus délicate avait été étouffée par la culture luxuriante du diplo-bacille. Les nombreux examens microscopiques avaient déjà répondu à cette objection, car ils auraient dû mettre en évidence cette autre bactérie ; l'inoculation aux souris et aux cobayes de lambeaux de fausses membranes délayés dans de l'eau stérilisée et du bouillon devaient confirmer les résultats acquis par l'examen microscopique. 3° Enfin, si les recherches microscopiques, les ensemencements, les inoculations à l'animal démontraient la présence exclusive dans les fausses membranes d'une seule bactérie, le bacille de Friedlander, il fallait, pour que la preuve fût complète, reproduire chez l'animal à l'aide de ce bacille les lésions que nous avions constatées chez notre malade. C'est ce que nous avons fait sur le lapin. Nous exposerons ces différentes recherches dans l'ordre que nous venons de dire.

Nos inoculations ont porté sur la souris, le cobaye, le lapin. Inutile de dire que ces inoculations et les autopsies ont été faites le plus aseptiquement possible, en suivant scrupuleusement les règles que nous avait données M. Roux dans son cours à l'Institut Pasteur.

Pour la souris, nous faisions, à l'aide de la seringue de Straus, une injection sous-cutanée à la racine de la queue, après avoir coupé les poils de la peau à ce niveau.

Nous avons fait aux cobayes des inoculations sous-cutanées de fragments de fausses membranes. Ces inoculations étaient faites sur le dos ou à la racine de la cuisse; on incisait la peau au bistouri, enfonçait à l'aide de pinces et d'un stylet le fragment de fausse membrane dans le tissu cellulaire sous-cutané, suturait avec deux crins de florence. Nous avons également fait au cobaye des inoculations intra-trachéales; après avoir incisé la peau au bistouri, dénudé la trachée, on poussait dans celle-ci l'injection avec la seringue de Straus, et on suturait la peau. Même procédé pour le lapin; mais on fit précéder l'injection de quelques scarifications intra-brachéales.

Le 11 juin, nous inoculons trois souris. A la première injection sous-cutanée d'une demi-seringue de bouillon, ensemencé le 7 juin avec une colonie prise sur une plaque de gélatine, et dans lequel l'examen microscopique avait montré la présence d'un grand nombre de cocci isolés, en chaînettes ou en amas; de bacilles courts, quelques-uns colorés seulement à la périphérie; de longs bacilles. La souris meurt le 13 dans la matinée. A l'autopsie on trouve un œdème considérable gélatiniforme, une rate grosse.

Après avoir brûlé la surface du cœur nous recueillons le sang dans une pipette stérilisée; nous procédons de même pour la rate. On fait des ensemencements de l'un et de l'autre sur bouillon, gélatine, gélose et pomme de terre, et plusieurs préparations microscopiques. Celles-ci nous montrent une très grande quantité de bacilles, généralement réunis par deux, encapsulés, formant des groupes très denses. Quelques bacilles sont clairs au centre; un très petit nombre ont leurs diamètres presque égaux. Ces bactéries ne prennent pas le Gram. Tous nos ensemencements donnent lieu à des cultures abondantes de bacille de Friedlander.

A la deuxième souris, injection d'une demi-seringue d'un tube de bouillon, ensemencé le 8 juin, avec une colonie prise sur une seconde plaque de gélatine et dans lequel l'examen microscopique avait démontré la présence des mêmes formes que dans le tube de bouillon précédent, mais avec prédominance des bacilles, au lieu des cocci. La souris meurt du 12 au 13 dans la nuit. Nous procédons pour elle comme pour la première souris. Les cultures sont identiques. Sur les lamelles, un très grand nombre de bacilles et de diplo-bacilles; quelques cocci. Ces éléments sont encapsulés, ne prennent pas le Gram.

A la troisième souris, injection d'une demi-seringue d'eau stérilisée, dans laquelle on a délayé une culture sur pomme de terre. Celle-ci avait été ensemencée le 8 juin avec une colonie de la deuxième plaque de gélatine; l'examen microscopique, fait le

9 juin, avait démontré dans cette culture la présence presque exclusive de diplocoques, de cocci en chaînettes ou en amas, ne prenant pas le Gram. La souris meurt dans la nuit du 12 au 13. Sur les lamelles, un grand nombre de bacilles et de diplobacilles encapsulés ; pas de cocci ; quelques longs bacilles. Les cultures furent identiques aux précédentes.

Nous n'insisterons pas sur plusieurs expériences qui sont la répétition de celles-ci. Il était prouvé que notre bactérie était pathogène pour la souris, que ses formes variées avaient la même action sur l'animal, qu'elles se transformaient les unes en les autres, qu'elles appartenaient bien toutes à une seule bactérie, le bacille de Friedlander.

Dans une seconde série de recherches nous avons fait à des souris des inoculations sous-cutanées de fausses membranes, délayées dans un peu d'eau stérilisée ou de bouillon.

Le 14 mai, inoculation à une souris d'une demi-seringue de bouillon ainsi préparé. La souris meurt le 15, dans l'après-midi. Autopsie immédiate. Sur les lamelles, grand nombre de diplo-bacilles, la plupart entourés d'une capsule très nette ; ils ne prennent pas le Gram. Les ensemencements de rate et de sang du cœur dans le bouillon, sur gélatine et sur gélose, donnent des cultures de bacille de Friedlander.

Le 23 mai, inoculation à deux souris d'eau stérilisée, où l'on délaye un lambeau de fausse membrane. La première en reçoit une demi-seringue de Straus ;

la seconde un quart de seringue. La première souris meurt le 24 dans la matinée ; la seconde, le soir, à 9 heures. On procède comme dans le cas précédent. L'examen des lamelles démontre la présence de nombreux bacilles encapsulés ; on les voit avec leurs formes variées : les petits bacilles courts, groupés deux par deux, sont de beaucoup les plus nombreux ; on retrouve quelques cocci avec ou sans capsule, et aussi quelques bacilles plus fins et plus allongés. Sur certains points les petits bacilles forment des groupes tout à fait denses. Aucun de ces éléments ne prend le Gram. Dès le lendemain on a des cultures sur bouillon, gélatine et gélose.

Le 28 mai, avec une fausse membrane rendue le matin même par l'enfant, nous inoculons trois souris qui meurent l'une le 29, et les deux autres le 30 mai. L'examen microscopique du sang du cœur et de la rate ainsi que les cultures donnent des résultats identiques aux précédents. Il en fut de même de deux autres souris inoculées le 6 août.

On fit également des inoculations sous-cutanées de fausses membranes à des cobayes.

Le 14 mai, nous inoculions ainsi deux de ces animaux. Trois jours après la plaie était cicatrisée. Nous les avons observés jusqu'à la fin d'août ; ils n'ont pas maigri, ont continué à se très bien porter.

Le 5 juillet, on injecte dans la trachée d'un cobaye une seringue de bouillon ensemencé le 3 juillet avec une culture pure sur gélatine provenant elle-même d'une culture sur pomme de terre ensemencée avec une parcelle de fausse membrane, le 17 mai. Le cobaye meurt le 8, à deux heures de l'après-midi. A l'autopsie faite immédiatement, pas de fausses membranes dans la trachée, ni dans les bronches. Liquide purulent dans les bronches qui sont injectées. Noyaux de bronchopneumonie dans les deux poumons. Un peu de sérosité dans les plèvres et le péricarde. Ensemencements et examen microscopique du pus des bronches, du sang des poumons aspiré au niveau des noyaux, du sang du cœur, de la rate. Il n'y a pas de bactérie dans le sang du cœur, ni dans la rate. Dans le pus des bronches et le sang des noyaux bronchopneumoniques, grande quantité de bacilles et diplobacilles encapsulés.

Le 5 juillet, on avait injecté dans la trachée d'un second cobaye une seringue d'un tube de bouillon ensemencé le 3 juillet avec une vieille culture sur gélatine, ensemencée elle-même directement le 29 mai avec une parcelle de fausse membrane. Le cobaye n'en paraît pas incommodé. Le 19 juillet, nous lui faisons une nouvelle injection d'une seringue de bouillon ensemencé la veille avec une fausse membrane que venait de rendre notre malade. Le cobaye meurt le 21 juillet, au matin. On fait son autopsie. Un peu de sérosité dans les plèvres. Pas de fausses membranes dans les bronches. Liquide séro-purulent dans la trachée, les bronches et les dernières ramifications bronchiques. Les poumons présentent de la bronchopneumonie pseudo-lobaire, les bords sont jaunâtres et surnagent quand on les jette dans l'eau ; la face externe a une coloration rouge brun ; on en coupe de petits morceaux qui plongés dans l'eau, coulent immédiatement au fond. Les ganglions trachéo-bronchiques et bronchiques sont notablement augmentés de volume. Pas de sérosité dans le péritoine ; la rate est un peu grosse. On examine sur des lamelles après coloration le sang du cœur, la rate, les ganglions bronchiques, le pus des bronches, le sang des poumons ; on les ensemence sur les différents milieux. Les tubes ensemencés avec le sang du cœur, la rate ne cultivent pas ; les examens microscopiques montrent, dans le sang du cœur et la rate, l'absence de bactéries. Au contraire, l'examen microscopique du pus des bronches, du sang des poumons, des ganglions bronchiques met en évidence une seule bactérie, le bacille de Friedlander qui y existe en grande quantité. Tous les tubes cultivent et donnent des cultures du bacille de Friedlander.

Ainsi, l'inoculation intra-trachéale aux cobayes n'a pas produit chez eux une infection générale, mais une infection localisée à l'appareil respiratoire. Le bacille de Friedlander a déterminé une bronchite purulente avec bronchopneumonie, mais pas de fausses membranes. Nous allions, dans une dernière série d'expériences, tenter de reproduire ces dernières.

Le 14 août, on fait avec un bistouri stérilisé des scarifications à la vulve d'un cobaye, puis on lui injecte un peu de bouillon, dans lequel on a délayé une culture de diplo-bacille sur gélose, ensemencée directement quelques jours auparavant avec une parcelle de fausses membranes. Il se produit du pus, pas de fausses membranes.

Le 1er novembre, avec notre collègue Pochon, nous faisons à un lapin une inoculation intra-trachéale. On emploie à cet effet une culture sur gélose ensemencée le 10 août, avec des fausses membranes, réensemencée sur gélose quelques jours plus tard. Cette culture pure de bacille de Friedlander etvieille de deux mois, est soumise, les jours qui précèdent l'inoculation, à un passage successif par une dizaine de tubes de bouillon.

Le 1er novembre, incision du cou sur la ligne médiane ; piqûre de la trachée avec une forte aiguille de platine et excoriation de la muqueuse trachéale ; injection d'une seringue de bouillons ; sutures. Trois jours après, on entend une respiration rude dans la trachée. Le 8 novembre, l'animal est sacrifié.

La plaie est cicatrisée. A ce niveau, abcès sous-aponévrotique ; le pus est blanc, très épais. On ouvre la trachée. Au niveau de la piqûre exsudat formé de petites fausses membranes accolées à la muqueuse et faisant un léger relief dans la cavité trachéale. Cet exsudat revêt l'aspect de petites papules tassées les unes contre les autres et de volume variable ; les plus petites ont la dimension d'un grain de millet. Cet exsudat recouvre toute la périphérie de la trachée, et s'étend de haut en bas sur une surface d'un centimètre. Au dessous, congestion de la muqueuse, dont les capillaires sont très apparents, disparition de l'épithélium.

On fait l'examen microscopique de l'exsudat membraniforme, du pus et de la sérosité péritonéale. L'exsudat est formé de fibrine enserrant des globules sanguins. Dans les préparations de l'exsudat et du pus, on trouve en grande quantité une seule bactérie ayant la forme d'un bacille et ne prenant pas le Gram, le bacille de Friedlander. Rien dans la sérosité péritonéale.

Ou sème le pus de l'abcès dans du bouillon et sur gélose, l'exsudat membraniforme sur gélose et gélatine, la sérosité péritonéale dans du bouillon et sur gélose. Toutes ces cultures, à l'exception de la culture du liquide péritonéal, poussent abondamment et présentent les caractères de cultures de pneumo-bacilles. On l'y retrouve d'ailleurs en faisant des examens microscopiques.

Nous avions, en faisant à un lapin une inoculation intra-trachéale d'une culture pure de bacille de Friedlander, déterminé dans sa trachée la production d'une fausse membrane ; celle-ci, examinée au microscope et cultivée sur divers milieux contient, et en grande quantité, une seule bactérie le bacille de Friedlander ; il semble logique de conclure que le bacille de Friedlander a été la véritable cause de la fausse membrane.

2° EXAMEN DES CRACHATS.

On a fait un grand nombre d'examens microscopiques de crachats étalés sur des lamelles.

Sur ces lamelles nous avons retrouvé le diplo-bacille toujours et en très grande quantité, avec les différents aspects que nous avons signalés à propos de l'examen du frottis de fausses membranes. Nous devons signaler la présence dans les crachats de quelques éléments que nous n'avions pas rencontrés dans les fausses membranes : de grands filaments appartenant au genre leptothrix ; dans trois cas, des groupes de cocci, prenant le Gram et qui, isolés sur des plaques de gélose et cultivés ensuite sur divers milieux, nous donnèrent les caractères du staphylo-coque doré ; de sarcines ; enfin dans un seul cas du micrococcus tetragenus. Pas de pneumocoque, pas de bacille tuberculeux.

Le 14 mai nous avons inoculé à un cobaye sous la peau des crachats expectorés par notre malade. Nous avons répété cette expérience le 26 mai sur deux cobayes. Ces animaux n'en ont pas été incommodés. Ces expériences confirment les résultats obtenus par les examens microscopiques, par l'inoculation aux cobayes de fausses membranes ; elles prouvent qu'il n'y avait pas de bacilles tuberculeux dans l'expectoration de notre malade.

3° Examen du sang et de différents organes.

Nous avons fait à deux reprises l'examen du sang de notre malade. Voici comment nous avons procédé :

Nous lavions la région du pli du coude au savon, puis au sublimé, nous la séchions avec du papier filtre stérilisé, nous faisions une piqûre à la veine médiane céphalique et nous aspirions le sang à l'aide de la seringue de Straus.

Le 19 juillet, après avoir ainsi recueilli les deux tiers d'une seringue de sang, nous le semons sur différents milieux : trois tubes de bouillon, deux tubes de gélatine, un tube de gélose, deux tubes de pommes de terre. Nous gardons le reste dans un tube de bouillon pour faire des inoculations. Deux jours après nous injectons à une première souris les deux tiers d'une seringue de ce bouillon ; à une seconde souris un tiers de seringue seulement. Ces animaux n'en éprouvent aucun dommage.

Le 21 juillet nous examinons les tubes ensemencés. Tous les tubes de bouillons sont troubles. Les tubes de pomme de terre et de gélose ont légèrement cultivé. Rien sur les tubes de gélatine, qui commence à se liquéfier par suite de la très grande chaleur. L'examen microscopique démontre dans ces cultures la présence du pneumo-bacille. Des réensemencements faits sur différents milieux avec ces premières cultures poussent plus vite et plus abondamment, donnent sur gélatine, gélose et pomme de terre l'aspect ordinaire des cultures de pneumo-bacille. Néanmoins nous ne produisons pas la mort de trois souris, en injectant, le 2 août, à la première un tiers de seringue, à la seconde deux tiers, à la troisième une seringue entière de bouillon ensemencé le 31 juillet avec une goutte d'un des tubes de bouillon ensemencés directement le 19 juillet.

Ces expériences montrent la présence dans le sang de cet enfant du pneumo-bacille en quantité très minime.

Le 7 août nous faisons une nouvelle piqûre; tous les ensemencements et les inoculations donnent un résultat négatif.

Le malade meurt le 21 août. Trois heures après sa mort, on fait une ponction de la rate, sème le sang aspiré sur deux tubes de sérum, deux tubes de gélose, deux tubes de gélatine et deux tubes de bouillon; aucun n'a cultivé.

A l'autopsie, on prend un ganglion de l'aisselle, en brûle la surface, aspire le contenu à l'aide d'une pipette, ensemence deux tubes de bouillon, deux de gélose et deux de gélatine; aucun n'a cultivé.

Notre collègue Marie n'a pu mettre en évidence la présence du bacille de Friedlander, du bacille tuberculeux ou d'une autre bactérie dans les coupes qu'il a faites des ganglions et de la trachée.

———————

V. — INTERPRÉTATION DES FAITS

Nous avons démontré par l'examen microscopique, l'ensemencement sur divers milieux, l'inoculation aux animaux, qu'il n'existait dans les fausses membranes de notre malade qu'une seule bactérie, qu'elle y existait à foison ; que cette bactérie était pathogène pour la souris et le cobaye ; qu'elle présentait tous les caractères du bacille de Friedlander. Les inoculations faites avec les cultures de ce bacille ont donné des résultats identiques à ceux produits par les inoculations faites avec les fausses membranes délayées dans un peu de bouillon ou d'eau stérilisée. Nous avons pu, avec ce bacille, produire chez le lapin un exsudat analogue aux fausses membranes du malade et dans lequel on retrouvait le bacille à profusion. Nous croyons pouvoir conclure que le pneumo-bacille a été la cause déterminante de la bronchite pseudo-membraneuse.

Mais pour que ces microbes aient pu s'installer et se cultiver à la surface des bronches, il a fallu, sans doute, une lésion préalable des parois. Chez le lapin, cette lésion a été produite par l'aiguille de platine. On peut incriminer le froid chez notre malade. Faut-il mettre en cause sa constitution ? Cet enfant avait le facies d'un scrofuleux, mais ne présentait aucune trace d'anciennes suppurations ganglionnaires ou osseuses, d'écoulement d'oreilles, de conjonctivite, de coryza. Rien de semblable dans son histoire. Il avait eu une bronchite en 1890, une autre en 1891 qui avaient parfaitement guéri. C'était un enfant peu robuste, un peu lymphatique. Or, on sait que de tels sujets sont prédisposés à toutes les variétés de bronchites. Le froid, le lymphatisme : telles sont les causes qui avaient amoindri la résistance bronchique à l'infection chez notre malade.

Nous avons vu que l'examen des crachats avait confirmé les résultats obtenus par l'examen des fausses membranes. Si dans les crachats nous avons trouvé quelquefois des bactéries autres que le pneumo-bacille, on ne saurait s'en étonner ; les espèces que nous avons rencontrées sont les hôtes habituels de la bouche ; nous ne les avons jamais trouvé dans les fausses membranes, parce que nous avions soin d'agiter celles-ci avant l'examen dans un peu d'eau stérilisée pour les débarrasser des corps étrangers.

L'esprit mis en éveil par les phénomènes multiples que présentait notre malade du côté des ganglions, du foie, de la rate, nous recherchâmes la présence dans le sang du bacille de Friedlander. Les ensemencements donnèrent un résultat positif; les inoculations furent négatives. Si l'on veut se rappeler la date à laquelle ont été faites ces expériences, on ne sera pas surpris de ce dernier fait. A cette époque

(19 juillet), la santé du malade était très améliorée, tous les symptômes physiques et fonctionnels avaient disparu ; il expectora, il est vrai, au milieu de juillet, quelques lambeaux de fausses membranes, mais on sait combien est faible la sensibilité des petites ramifications bronchiques et il n'y a rien d'étonnant à ce que des fausses membranes y aient séjourné une fois que l'infection s'était amendée. En tenant compte de ces faits, on comprend que nous n'ayons pas produit la mort de deux souris dans les conditions de notre expérience. Un peu plus tard, on ne trouve plus du tout de bacilles de Friedlander dans le sang ; le 9 août, ensemencements et inoculations donnent des résultats négatifs.

Si nous voulions résumer en quelques lignes l'histoire de ce malade, nous dirions que le jeune C. B. a été atteint, au mois d'avril 1894, d'une bronchite pseudo-membraneuse primitive ; que cette bronchite a été causée par un agent infectieux nettement déterminé, le diplo-bacille, à la faveur d'une modification des parois bronchiques due au froid et à l'état lymphatique du sujet ; que, à la fin de mai, l'infection a commencé à s'amender et qu'elle était en régression complète au début du mois d'août ; qu'à cette époque il se produisit une infection secondaire par le bacille de Koch, dont le développement rapide fut favorisé par les précédentes lésions bronchiques, et qui amena la mort en quinze jours.

Cette observation est intéressante à cause du long séjour que fit le malade à l'hôpital et qui permit de suivre l'affection dans ses différentes manifestations et de multiplier les examens bactériologiques à diverses époques ; elle tire aussi une partie de son intérêt de la marche de la maladie et de l'âge du sujet. Chez les jeunes individus on a plus de chance d'avoir affaire à des infections simples. Au contraire, chez les individus plus âgés, il y a souvent des lésions bronchiques anciennes ; il peut arriver, surtout dans les formes chroniques de la bronchite membraneuse, que l'agent pathogène primitif disparaisse et que les moules bronchiques soient envahis ultérieurement par d'autres bactéries. On comprend combien dans ces cas l'étude de la pathogénie de la bronchite membraneuse devient ardue, hérissée de difficultés, difficile à mener à bonne fin, d'autant plus que dans ces formes torpides on ne peut guère compter sur l'extension au sang de l'infection bronchique, ni espérer voir confirmées par l'examen du liquide sanguin pratiqué durant la vie, comme dans notre observation, les recherches bactériologiques faites sur les fausses membranes.

VI. — CONCLUSIONS

—

1° L'analyse clinique montre dans l'évolution des bronchites membraneuses deux ordres de phénomènes : 1° des phénomènes mécaniques dus à l'obstruction des bronches par les moules fibrineux ; 2° des phénomènes septiques qui souvent viennent s'ajouter aux précédents et compliquer l'affection.

2° L'analyse anatomo-pathologique des diverses observations connues ne permet pas encore de préciser la lésion initiale des bronchites membraneuses primitives, ni même de dire si elles ont toutes la même origine. Dans notre observation l'affection est due à une inflammation de la muqueuse et des glandes bronchiques.

3° Les recherches bactériologiques sur les bronchites membraneuses sont encore trop peu nombreuses pour qu'il soit permis de formuler une conclusion générale. Dans notre observation l'agent pathogène est le diplo-bacille de Friedlander.

—

INDICATIONS BIBLIOGRAPHIQUES

———

Laboulbène. — Traité des affections pseudo-membra-
neuses, 1886.

Gintrac. — Article du dictionnaire Dechambre.

Barth. — Article du dictionnaire Jaccoud.

Lucas-Championnière. — Th. Paris, 1876.

F. de Havilland-Hall. —Saint-Bartholomew's hosp. Rep.,
t. XIII, 1877.

Barron. — The Lancet, 1881.

Mader. — Bronchite pseudo-membraneuse et de ses rap-
ports avec le pemphigus des muqueuses. Wien.
medic. Woch., 1882.

Jaccoud. — Clinique médicale de la Pitié, 1886. ·

Regard. — Th. Berne, 1887.

Letellier. — Th. Bordeaux, 1887.

Caussade. — Soc. anat., 1889.

Luigi Picchini. — Contributo allo studio della bronchite
fibrinosa acuta primitiva specialmente in rap-
pore alla sua etiologia. Arch. ital. di cliniq. medic., avril 1889.

Model. — Th. Fribourg, 1890.

Roque. — Province médicale, 20 sept. 1890.

Eichorst. — Correspondanz Blatt f. schweizer Aerzte,
1er sept. 1890.

Koch. — Saint-Pétersb. medic. Woch., 29 février 1892.

Rohr. — Correspondanz Blatt f. schweizer Aerzte,
15 déc. 1892.

Dejean. — Th. Paris, déc. 1892.

Bruhl. — Médecine moderne, 11 janvier 1893.
Marfan. — Traité de médecine, 1893.
Voituriez. — Journal des sciences médicales de Lille,
        17 fév. 1893.
Claisse. — L'infection bronchique, th. Paris, 1893.

TABLE DES MATIÈRES

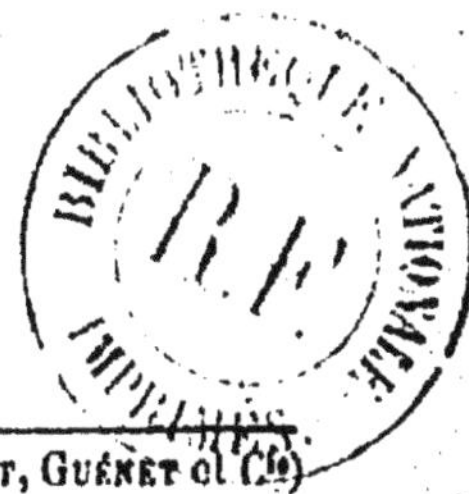